CONTRIBUTION A L'HISTOIRE

DE

L'HÉMORRHAGIE CONSÉCUTIVE

A

L'EXTRACTION DES DENTS

PAR

Don Louis LUIGI,

Docteur en médecine de la Faculté de Paris.

PARIS

V ADRIEN DELAHAYE ET Cie, LIBRAIRES-ÉDITEURS,

PLACE DE L'ÉCOLE-DE-MÉDECINE.

1876

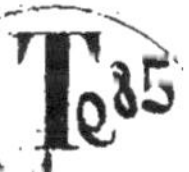

CONTRIBUTION A L'HISTOIRE

DE

L'HÉMORRHAGIE CONSÉCUTIVE

A

L'EXTRACTION DES DENTS

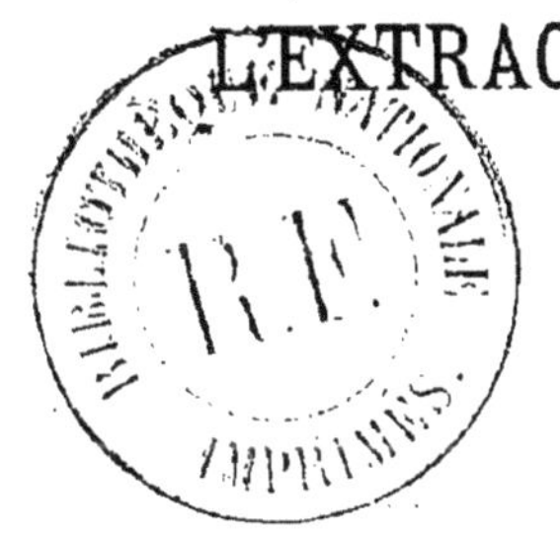

PAR

Don Louis LUIGI,

Docteur en médecine de la Faculté de Paris.

PARIS

V. ADRIEN DELAHAYE et Cⁱᵉ, LIBRAIRES-ÉDITEURS,

PLACE DE L'ÉCOLE-DE-MÉDECINE.

1876

CONTRIBUTION A L'HISTOIRE

DE

L'HÉMORRHAGIE CONSÉCUTIVE

A

L'EXTRACTION DES DENTS

INTRODUCTION

Parmi les opérations chirurgicales, l'extraction des dents est réputée, entre toutes, la plus simple et la plus bénigne. Chacun sait le sans-gêne avec lequel elle se pratique. De l'hémorrhagie qui en est la conséquence, nul n'a de souci tout d'abord, pas plus le patient que le vulgaire arracheur de dents ou même trop souvent le dentiste habile et instruit. Cependant les hémorrhagies graves, mortelles même, ne sont malheureusement pas rares à la suite de l'avulsion des dents. Je viens d'en faire, non sans danger, l'expépérience personnelle.

Cet accident m'a amené à faire des recherches sur ce sujet et à le choisir comme but de ma thèse.

Je n'ai trouvé aucune thèse sur cette question dans

les recueils de la Faculté. Est-ce à dire que le sujet manque d'intérêt?

Les auteurs, aussi bien en France qu'à l'étranger, ont traité de cette complication de l'avulsion des dents dans des ouvrages spéciaux.

M. Delestre, dans un excellent travail : *Des accidents causés par l'extraction des dents*, Paris, 1870, consacre un article important à l'hémorrhagie alvéolaire, et relate d'intéressantes observations.

M. J. Moreau a publié, dans les *Archives générales de médecine*, août et septembre 1873, un mémoire sur l'*Hémorrhagie consécutive à l'extraction des dents*. Ce mémoire, dans lequel la question est traitée au complet, contient un historique et un index bibliographique précieux.

J'ose espérer que mes juges sauront passer condamnation sur les imperfections de ce modeste travail, en faveur du désir d'être utile qui l'a inspiré et des conditions au milieu desquelles il a été exécuté.

CHAPITRE PREMIER

Hémorrhagie.

L'extraction des dents est toujours suivie d'une perte de sang occasionnée par la rupture des vaisseaux dentaires et la déchirure de la gencive.

Le plus souvent, l'écoulement se termine soit spontanément, soit par l'emploi de moyens vulgaires. Dans certains cas, il continue et prend par sa durée et par son abondance les proportions d'une véritable hémorrhagie (1).

(1) Follin et Duplay. Pathol. externe, t. IV, p. 702.

Cette hémorrhagie, les moyens les plus énergiques ne parviennent pas toujours à la maîtriser. Elle a conduit à la ligature de la faciale (1) et de la carotide 2).

Les anciens (3) la redoutaient et les auteurs, depuis Héraclide et Hérophile (4), la signalent comme ayant entraîné, dans certains cas, la mort du malade (5).

Quelles sont les causes prochaines de cette perte de sang ; quel traitement faut-il lui opposer ?

Etiologie.

Les causes de l'hémorrhagie consécutive à l'avulsion des dents sont nombreuses. Tous les auteurs sont d'accord sur ce point et font jouer un rôle important (6) aux prédispositions individuelles.

Peut-être pourrait-on dire qu'il y a toujours prédisposition individuelle, sauf deux cas : celui ou l'hémorrhagie serait entretenue par la présence d'un corps étranger dans l'alvéole, maintenant les vaisseaux béants, et celui où la perte de sang serait le résultat de la blessure d'une artère d'assez gros calibre. Et encore dans ce cas il faudrait que le vaisseau ne fût pas anormalement situé. Sauf donc ces deux cas, je crois que l'on

(1) C. C. Siebold Herbipoli, 1878. Historia tumoris et hæmorrhagiæ alveolaris chronicæ feliciter sanatæ. cité par Moreau. *Loc. cit.*, p. 15.

(2) Obs. III.

(3) Celsius. De re medica, lib. VII, c. III, sect. 5.

(4) Magitot. Traité de la carie dentaire, 1867, p. 5.

(5) « Quant à nous, nos recherches personnelles dans les ouvrages spéciaux et les écrits périodiques, nous ont amené à découvrir 26 cas de mort par hémorrhagie consécutive à l'extraction des dents, chez des sujets hémophiles de naissance ou autres et nous nous trouvons suffisamment autorisé à penser que le chirurgien devra toujours se préoccuper de cet accident. » Moreau. *Loc. cit.*, p. 20.

(6) Delestre. *Loc. cit.*, p. 47.

pourrait toujours admettre une prédisposition individuelle. Mais cette prédisposition serait temporaire ou
permanente.

Il me serait facile de faire une énumération théo-
rique de ces causes, mais je crois qu'il y aura quelque
avantage à les présenter successivement, par groupes,
en consignant à l'appui quelques-unes des observations
qui se trouvent dans les ouvrages spéciaux ou les
recueils.

Voici dans quel ordre je vais les présenter :

a. Hémophilie.

b. Scorbut, purpura.

c. Pyrexies typhoïdes: fièvre typhoïde, typhus,
fièvre jaune.

d. Affections viscérales : diabète, albuminurie,
maladies de la rate.

e. Anémie de causes diverses.

f. Intoxication.

g. Impaludisme.

h. Périostite alvéolo-dentaire, état fongueux des
gencives.

i. Racines, dents branlantes.

j. Fractures alvéolo-dendaires : lésion d'un vaisseau important, esquille ou portion de gencive
dans l'alvéole.

k. Lavages exagérés, succion.

l. Anévrysme de l'artère dentaire.

m. Age, sexe.

n. A quelle époque se fait l'hémorrhagie ?

a. *Hémophilie* (1). — Tous les auteurs sont d'accord pour faire jouer à cette curieuse affection le rôle le plus important dans la production de l'hémorrhagie consécutive à l'extraction des dents. M. Vickam-Legg la considère comme la pierre de touche de l'hémophilie.

Obs. I. — Hémorrhagie grave consécutive à l'extraction d'une dent molaire chez un hémophile de naissance. Inutilité du cautère actuel et autres moyens. Guérison par le tamponnement et la compression. (Moreau, loc. cit., Obs. XII.)

C... (Charles), de la province de Hanau, apprenti relieur, âgé de 18 ans, élancé et d'une complexion délicate, ayant la peau transparente, souffrait depuis son enfance d'épistaxis nombreuses et spontanées, et était affecté d'ecchymoses spontanées qui, parfois, couvraient les deux bras jusqu'à l'extrémité des doigts, ainsi que de gonflement des articulations du genou et du coude. Après les applications de sangsues, les hémorrhagies duraient toujours trois ou quatre jours. Une hémorrhagie, après l'extraction d'une dent molaire, défia tous les moyens, même l'application réitérée du fer rouge, et ne put être arrêtée que par le tamponnement de l'alvéole à l'aide d'un tampon imbibé de collodion, et un pansement fortement compressif (2).

Obs. II. — Hémorrhagie consécutive à l'extraction d'une dent chez un hémophile. (Delestre, *loc. cit.*, p. 52.)

Le nommé X..., âgé de 20 ans, entre le 16 juillet 1868, à l'hôpital Necker, salle Saint-Jean, n° 4, pour une hémorrhagie buccale qui dure depuis la veille.

Cet homme, d'une force moyenne, d'une bonne santé habituelle, raconte qu'il a toujours été sujet aux hémorrhagies.

Il paraît avoir perdu beaucoup de sang à la suite de l'avulsion d'une dent pendant l'enfance, mais ne peut préciser la durée ni la quantité

(1) F. Simon. Recherches sur l'hæmophilie. Thèse de Paris, 1874. « Par hæmophilie, on entend une maladie à la fois héréditaire et congénitale, durant ordinairement aussi longtemps que la vie du malade et accompagnée d'une disposition hémorrhagique et d'une tendance aux gonflements des articulations. » (Vickam Legg, A Treatise on hœmophilia. London, 1871.)

(2) Grandidier. Die Hæmophilie oder die Bluterkrankheit, Leipsig, 1855, p. 38.

de l'écoulement. Il dit s'être coupé au poignet il y a un an et demi, et avoir saigné huit jours.

Il y a deux mois environ, il est allé consulter M. Lefort pour un épanchement sanguin circonscrit assez considérable qui s'était formé sous la langue.

Le 15 juillet, souffrant d'une dent, il se rendit à la consultation de l'hôpital Cochin. On lui arracha la deuxième grosse molaire inférieure gauche. Rentré chez lui, il a perdu assez de sang pour avoir une syncope.

En tombant, le coup a porté sur la poitrine et le visage, qui était le siége d'ecchymoses très-étendues. Il a continué à saigner, mais peu, toute la nuit.

Ce matin 16, je le vois à la consultation : sa bouche se remplit de sang assez pour le faire cracher trois ou quatre fois par minute du sang pur et rouge.

Après avoir enlevé un gros tampon imbibé de perchlorure de fer qu'on lui a placé en ville, je lui fais un tamponnement avec des boulettes d'amadou trempées dans de l'eau de Cagliari : l'écoulement s'arrête, puis recommence. Deux heures après, on refait le tamponnement : le sang repart encore. On essaye d'obturer l'alvéole avec de la cire. A cinq heures après midi, le sang s'écoulait toujours par un petit filet; le malade, déjà très-pâle et affaibli ce matin, l'est davantage; le pouls est petit. Après avoir tamponné avec le plus grand soin encore, mais inutilement, le sang paraissant venir du rebord externe de la gencive, on cautérise ce point avec le fer rouge : alors le sang paraît venir du fond de l'alvéole; cautérisation à deux reprises du fond sans succès, mais le sang paraît cependant s'écouler moins vite. On tamponne de nouveau : le sang ne coule plus alors tant qu'on maintient le tampon en place avec les doigts. A huit heures et demie, deux autres collègues viennent nous remplacer, et restent jusqu'à dix heures. On a essayé plusieurs fois de maintenir le tampon en place en serrant les mâchoires, mais aussitôt le sang s'écoule de nouveau. Enfin, à dix heures, nous enlevons de nouveau le tampon et cautérisons avec le fer rouge le rebord alvéolaire, et le sang paraît s'arrêter.

17 juillet. Ce matin, à la visite, il crache de temps en temps un peu de sang, comme il l'avait fait la plus grande partie de la nuit. Hier soir, de huit à dix heures, le malade a dormi malgré tout, pendant qu'on lui maintenait le tampon avec les doigts. De plus, il a pris un julep au perchlorure de fer et de la limonade sulfurique. Ce matin, il y a un caillot volumineux, qu'on laisse sans y toucher, malgré le

léger suintement, de peur d'une nouvelle hémorrhagie. Il prend : glace, perchlorure, vin, mais continue à cracher un peu de sang jusqu'à cinq heures, lorsque l'hémorrhagie recommence comme hier. Tout d'abord, le sang paraît sortir du fond de la dernière molaire, qui est cariée largement. On, y enfonce un petit rouleau d'étain en feuilles, et le sang s'écoule alors par le rebord de la gencive où l'on avait cautérisé hier. Nouvelle cautérisation, et le sang s'écoule alors du rebord gingival de la dernière molaire (en dedans). Un doigt comprime cet endroit, et le sang s'arrète ; nous le laissons à sept heures. A neuf heures et demie, on revient nous chercher : nouvelle cautérisation du rebord gingival (deuxième grosse molaire) et du centre de la dernière molaire (cariée). A minuit, l'écoulement est peu inquiétaut, assez seulement pour colorer sa salive. — Julep, perchlorure et limonade sulfurique.

18 juillet. Ce matin, il demande à s'en aller. L'écoulement est à peu près arrêté. Il sort, malgré toutes nos tentatives pour le retenir (1).

Obs. III. — Hémorrhagie consécutive à l'extraction d'une dent. Ligature de la carotide primitive. Mort. (Delestre, *loc. cit.*, p. 47.)

Joseph Lamton, étant encore enfant, eut une dent extraite. L'opération fut suivie d'une hémorrhagie qui ne cessa qu'au bout de vingt et un jours. A cette époque, on avait déjà remarqué que chez lui, une coupure ou un coup étaient accompagnés d'une perte de sang beaucoup plus abondante qu'elle ne l'eût été chez tout autre, et plus difficile à arrêter. Dans l'été de 1814, étant âgé de 26 ans, il reçut au front une blessure qui provoqua une hémorrhagie rebelle à la compression et aux styptiques. M. Gatcombe, appelé, lia les deux bouts du vaisseau, mais le sang repartit au-dessous de la ligature ; ce chirurgien observa que les parois de l'artère étaient *très-minces*, ressemblant plus à une veine qu'à une artère. L'hémorrhagie fut arrêtée par l'application de la potasse pure qui produisit une gangrène des parties molles et même l'exfoliation d'une petite portion d'os.

Au printemps de 1816, J. L. souffrit beaucoup de la carie d'une seconde molaire supérieure du côté gauche. Craignant que l'extraction de cette dent ne déterminât une hémorrhagie, comme cela était advenu une première fois, il attendit longtemps avant de se décider

---

(1) Communiquée à M. Delestre par M. Edw. Alling, interne du service.

à l'opération. Cependant, comme il continuait à souffrir, il se fit enlever sa dent le 30 juin.

L'opération fut faite sans lésion aucune du maxillaire. On trouva seulement à la racine de la dent un abcès ne communiquant pas avec le sinus maxillaire.

Une hémorrhagie abondante se manifesta immédiatement par l'alvéole. Le 1er juillet au soir, je fus appelé auprès du malade dont l'hémorrhagie persistait. J'appliquai, sans succès, la cautérisation au fond de l'alvéole avec le nitrate d'argent, et le tamponnement de l'alvéole avec une éponge trempée dans une solution de vitriol bleu accompagné d'applications froides maintenues en permanence sur la face. Ce traitement parut arrêter le saignement, mais il revint peu d'heures après. Le lendemain matin il était encore abondant et continua toute la journée, quoique l'alvéole fût tamponné avec le plus grand soin.

Le matin du 4 juillet, M. Brodie consulté, applique, mais sans succès, le cautère actuel : deux autres applications du cautère n'eurent pas un résultat plus heureux. La cautérisation donna issue à une grande quantité de pus qui parut sortir du sinus maxillaire.

Le lendemain 5 juillet, le sang coulait toujours et le malade qui, jusque-là, n'avait pas paru affaibli, devint, à partir de ce moment, abattu et prostré. La situation était très-alarmante, une nouvelle tentative pour arrêter l'hémorrhagie était indispensable. Le vaisseau qui fournissait le sang ne pouvait pas être atteint directement ; le seul sur lequel il fût possible d'appliquer une ligature était le tronc de la carotide, et comme d'un côté la ligature de cette artère ne paraît présenter aucun danger particulier et que, d'un autre côté, la continuation de l'hémorrhagie pouvait avoir les conséquences les plus funestes, on décida la ligature de la carotide.

M. Brodie fit l'opération à dix heures du soir environ. Les ligatures amenant la guérison, non-seulement des anévrysmes ordinaires, mais encore des anévrysmes diffus qui consistent en une dilatation anévrysmatique des petites artères, nous espérions que l'hémorrhagie serait arrêtée. Nous fûmes désappointés, l'hémorrhagie persista. La plaie faite par l'opération saigna très-peu d'abord, mais quelques minutes après une abondante hémorrhagie en masse se fit par toute sa surface, sans qu'il fût possible de voir par quel vaisseau le sang s'écoulait. La glace parut d'abord amener de bons effets, mais le sang partit de nouveau et le malade succomba à cinq heures du matin, le dimanche 7 juillet, une semaine après l'extraction. A l'autopsie, la carotide primitive parut avoir sa structure normale ; on observa seulement sur la tunique interne des dépôts blancs opaques semblables à ceux qui précèdent l'ossification. Les tuniques de la temporale et des autres branches de la carotide externe *étaient plus minces qu'à l'état normal et presque transparentes* (1).

b. *Scorbut, purpura.* — On conçoit sans peine les hémorrhagies alvéolaires à la suite de l'avulsion de dents chez des sujets atteints de purpura ou de scorbut, quand on se rend compte des altérations locales et générales que ces affections comportent. Pour Laforgue (2), cette hémorrhagie se montre de préférence chez les *sujets mols, chez les scorbutiques; les sujets sains et bien constitués n'ont pas d'hémorrhagie.*

OBS. IV. — Hémorrhagie consécutive à l'extraction d'une dent chez un scorbutique, mort vingt-deux jours après l'extraction. (Mémoire de Moreau, Obs. III.)

Est-il rien de plus inoffensif que l'extraction d'une dent? et cependant voici un exemple de mort par suite d'hémorrhagie à la suite de cette petite opération. Il prouve l'importance de connaître les antécédents des sujets quand il s'agit d'agir sur eux d'une façon quelconque. Un ouvrier anglais, âgé de 31 ans, fort bien constitué et ayant toujours joui d'une santé excellente, se fait arracher une dent. Cette opération est suivie d'une hémorrhagie assez inquiétante, qu'on arrête néanmoins par la cautérisation. Quatre ans après, cet homme ayant une dent de sagesse cariée et en souffrant beaucoup, se présente chez le Dr Roberts; celui-ci, ignorant l'hémorrhagie précédente, arrache la dent. Une hémorrhagie très-forte a lieu, on emploie inutilement tous les hémostatiques, y compris le fer rouge et la compression. L'hémorrhagie continue tout le jour. Le lendemain, nouvelle compression, à deux reprises le cautère actuel sur la partie, solution concentrée d'acétate de plomb, solution d'alun.

(1) Blagden. London medico-chirurgical Transactions, 1817, t. VIII, p. 224.

(2) Laforgue. L'art du dentiste. Paris 1802 (cité par Moreau).

Diminution de la perte de sang, mais elle continue; on a beau administrer à l'intérieur les pilules alumineuses, le carbonate de fer, la
limonade minérale, le quinquina, prendre, cesser et reprendre le
fer rouge et la compression avec de l'éponge préparée, l'hémorrhagie
cesse pendant quelques heures, pendant une demi-journée, mais
elle reparaît ensuite. Le malade est épuisé, exsangue, revient à lui;
enfin après de pareilles alternatives qui durent vingt-deux jours, le
malade meurt par suite des pertes de sang qu'il a subies (1).

« On sera peut-être étonné, après avoir lu l'observation précédente, de voir le sujet qualifié de scorbutique. Mais, nous avons pris connaissance du récit *in
extenso* (2) de cette lugubre histoire, récit bien trop
long et trop délayé pour le donner ici, mais qui ne
laisse aucun doute sur la diathèse scorbutique du sujet.
L'extraction avait eu lieu le 29 décembre, et nous
voyons, à la date du 30, accuser les symptômes que
voici : douleurs de la face et des gencives qui se mirent
à saigner sur plusieurs points de la bouche. Le bord
alvéolaire était dénudé et menaçait de s'exfolier. Le
2 et le 3 janvier, l'état des gencives s'aggrave, surtout
autour de la dent extraite, et l'aspect scorbutique se
prononce d'une façon remarquable, au point que les
gencives recouvrent presque les dents. A la date du 10,
des eschares se détachent au-dessus de plusieurs dents
(canines et petites molaires supérieures), et donnent
lieu à une abondante hémorrhagie au point de sépara-
tion des eschares, avec hémorrhagie générale des gencives aussi bien que par l'alvéole. La mort survient le
11 janvier, vingt-deux jours après l'extraction » (3).

(1) Bulletin de thérapeutique, t. XXIII, p. 135.
(2) Monthly Journal of medical sciences, 1842, t. II, page 264 et
suiv.
(3) Moreau. *Loc. cit.*, p. 30.

c. *Pyrexies typhoïdes : fièvre typhoïde, typhus.*—Je n'ai trouvé, consigné dans les ouvrages spéciaux, qu'un exemple d'hémorrhagie rebelle tenant à cette cause.

Obs. V.—Hémorrhagie grave à la suite de l'extraction d'une dent chez un convalescent de *fièvre typhoïde.* Guérison. (Mémoire de Moreau, Obs. XIII.)

En août 1872, un malade, à peine convalescent d'une fièvre typhoïde, se fit extraire, par un infirmier, une petite molaire supérieure douloureuse. Le sang coula toute la journée. Le lendemain, à sa visite, M. Peter conseilla l'application du fer rouge. On préféra des bourdonnets de charpie imbibés de perchlorure de fer. L'hémorrhagie ne s'arrêta pas et le sang qui coulait était de plus en plus séreux. Le surlendemain de l'opération, le malade, extrêmement pâle, le pouls filiforme, la voix des plus faibles, présentait tous les signes de l'anémie par hémorrhagie excessive ; la tendance à la syncope se manifestait dès qu'il essayait de se mettre sur son séant. En présence de ces accidents, M. Peter fit, séance tenante, cautériser profondément au fer rouge la plaie gingivale et alvéolaire. L'hémorrhagie s'arrêta (1).

d. *Affections viscérales : diabète, albuminurie.* — Voici un curieux exemple d'hémorrhagie dentaire rebelle consécutive à l'avulsion des dents, observée par M. Moreau chez un diabétique. M. Moreau croit que l'albuminurie aussi peut entraîner une semblable complication (2).

Obs. VI. — Double hémorrhagie se produisant à la fois sur le même sujet à la suite de deux extractions. Diabète ancien. Guérison par le tamponnement et la compression. (In Mémoire de Moreau, Obs. XIV, personnelle.)

M. P..., 45 ans, vient nous demander de lui extraire les racines d'une deuxième molaire supérieure droite. La couronne n'existant plus, les trois racines sont extraites séparément ; l'opération ne pré-

(1) Observation recueillie par M. Peter dans son service à la Charité.

(2) *Loc. cit.,* p. 9.

sente rien d'anormal. **M. P...** nous prie alors de lui extraire la deuxième molaire inférieure droite, depuis longtemps ébranlée et qui le gênait beaucoup.

L'opération se fait très-facilement, et nous constatons que les racines de cette dent étaient atteintes de périostite chronique. Quelques instants plus tard, **M. P...** sortait, ne saignant presque plus ; il était dix heures du matin. Le soir du même jour, à sept heures et demie, **M. P...** revint nous trouver. Voici ce qui s'était passé : une fois rentré chez lui, l'hémorrhagie avait reparu ; vers midi, voyant qu'elle ne cessait pas, il avait inutilement employé divers moyens, comme la glace et l'alcool pur. **M. P...** se rendit alors chez un pharmacien, qui appliqua un bourdonnet imbibé de perchlorure de fer. Le sang ne s'arrêta pas, et une heure après le bourdonnet tomba. **M. P...** alla chez un autre pharmacien, qui appliqua un bourdonnet saupoudré d'alun : résultat toujours nul. Enfin, **M. P...**, toujours avec aussi peu de succès, tamponna l'alvéole avec de l'amadou imbibé de vinaigre ; c'est alors qu'il prit le parti de venir nous revoir.

M. P... ayant attiré notre attention sur l'alvéole de la mâchoire supérieure, nous le débarrassons de quelques lambeaux d'agaric, flottants au milieu du sang ; puis nous y introduisons un assez gros bourdonnet imbibé de teinture de benjoin, dont nous comprimons fortement la face inférieure au moyen d'un morceau de liége préalablement préparé et que nous entrons à frottement serré entre les deux molaires voisines. Le sang s'arrête instantanément en haut ; le palais et la partie supérieure du vestibule en sont complètement purgés. Cependant, **M. P...** crache encore du sang en abondance ; nous nous apercevons alors que l'alvéole de la molaire inférieure donnait issue à une notable quantité de sang. La coïncidence de ces deux extractions, produisant une hémorrhagie persistante, nous fait redouter une prédisposition particulière. Notons que les autres dents sont saines, et que **M. P...** n'a subi antérieurement aucune avulsion. Nous plaçons sur l'alvéole inférieure un pansement semblable au supérieur. Là encore le sang s'arrête immédiatement.

Nous questionnons alors **M. P...** et nous découvrons que, s'il n'est pas hémophile de naissance, il est atteint, depuis quelques années, d'un diabète qui a affaibli notablement sa constitution. Nul doute, pour nous, que ce soit là la cause prédisposante à l'accident dont il est victime. **M. P...** était à jeun. Comme il pouvait librement fermer es mâchoires, nous lui conseillons d'aller prendre une alimentation réparatrice. Trois heures après le repas, il devait boire un verre d'eau sucrée, additionnée de 8 gouttes de perchlorure de fer à 30 degrés.

Nous avons revu M. P... le lendemain matin, le pansement supérieur
venait de tomber. Le sang n'avait coulé nulle part ; depuis les hémorrhagies n'ont pas reparu.

e. *Anémie de causes diverses*. — Les anémies de causes
diverses, par les altérations qu'elles entraînent dans la
composition du liquide sanguin, par l'affaiblissement
de l'organisme, expliquent la gravité d'une hémorrhagie ; et, comme l'anémie est souvent accompagnée de
névralgies dentaires, on peut admettre *a priori* la fré-
quence de cette complication chez les anémiques.

M. Delestre et M. Moreau attribuent une grande
part à cette cause. Peut-être qu'une observation plus
attentive permettrait de reconnaître que la persistance
de ces hémorrhagies dentaires, qui n'ont pas été assez
graves pour être consignées dans les livres, et que cependant tout le monde a observées, n'avaient, pour la
plupart, d'autre cause que l'état anémique du patient.

f. *Intoxication*. — L'intoxication par les sels de soude,
de potasse, etc., en exagérant la fluidité du sang,
pourra être une cause de la persistance de l'hémorrhagie après l'extraction d'une dent.

g. *Impaludisme*.—Cette cause n'est pas signalée comme
pouvant être l'origine de la gravité de l'hémorrhagie.

Je suis convaincu qu'elle existe, étant donnée la fré-
quence relative de fièvres larvées qui se traduisent
par des névralgies dentaires, et pouvant être mé-
connues.

Voici une observation d'hémorrhagie rebelle qua-
lifiée de *singulière*, qui pour moi n'avait pas une autre

source. Les dents du patient qui a réclamé l'opération sont trouvées saines et leur avulsion ne fait pas cesser la douleur. L'hémorrhagie qui se déclare prend un caractère intermittent et pernicieux.

Obs. VII.— Hémorrhagie singulière ayant eu lieu par diverses voies à la suite de l'extraction de deux dents. Mort trois semaines après la seconde extraction. (In Mémoire de Moreau, obs. V.)

Jeune homme de 25 à 28 ans. Extractions à huit jours d'intervalle de deux dents qui furent trouvées saines. La douleur ne fut pas calmée. Pour la première, l'hémorrhagie dura deux jours et céda à des applications froides. Pour la seconde, le sang coula pendant huit jours, en donnant des inquiétudes pour la vie du malade. L'écoulement ne céda qu'au tamponnement avec du coton et de la poudre de colophane et de charbon. Cet écoulement tari, les forces semblaient revenir, quand tout à coup, il se déclara une épistaxis qui remplaça l'hémorrhagie dentaire. Après plusieurs jours elle cessa et fut remplacée par une hématurie qui céda au retour d'une épistaxis. Ces trois hémorrhagies occupèrent une quinzaine de jours. Le malade était déjà exsangue et succomba 36 heures après la réapparition de l'épistaxis qui ne donnait plus que de la sérosité colorée (1).

h. *Périostite alvéolo-dentaire, état fongueux de la gencive.* — L'état fongueux du périoste alvéolo-dentaire, très-épaissi et injecté; l'hypertrophie épithéliale de la gencive jointe à une plus grande vascularité de ce tissu, sont signalés par M. Delestre et par M. Moreau, comme étant cause quelquefois d'hémorrhagie difficile à maîtriser. Il y aurait là des causes capables d'expliquer une hémorrhagie spontanée : altération probable des vaisseaux, état fluxionnaire.

(1) *Gaz. des hôp.*, 1849, p. 84, observations recueillies par le Dr Lucien Papillaud, à Porto-Alligre, Brésil.

Obs. VIII. — Hémorrhagie à la suite de l'extraction d'une dent chez un scorbutique. Tamponnement. Guérison. (Mémoire de Moreau, obs. VIII.)

Duval fut consulté par un homme de 58 ans qui désirait se faire extraire une canine inférieure branlante. Les gencives étaient tuméfiées et laissaient échapper un écoulement puriforme. Déjà le malade s'était fait extraire une autre dent et avait eu une hémorrhagie dont le souvenir l'inquiétait. Après avoir longtemps différé, Duval fit l'extraction. Le sang, après avoir coulé d'abord abondamment, s'arrêta et tout paraissait terminé, lorsque le soir, entre neuf et dix heures, il reparut avec assez de violence pour nécessiter l'intervention d'un chirurgien qui arrêta l'hémorrhagie en tamponnant et faisant fermer les mâchoires. L'écoulement se reproduisit le lendemain soir. Duval fut alors appelé et arrêta le sang en tamponnant l'alvéole. Enfin, cinq jours plus tard, il coula de nouveau du sang, ce que Duval attribua à l'effort fait par la nature pour se débarrasser du tampon inclus dans l'alvéole; il arrêta le sang en coupant l'excédant du tampon et faisant laver la bouche (1).

Racines, dents branlantes agissant comme corps étrangers. — « Il est assez fréquent de voir des dents mobiles ou des fragments de racines jouer le rôle d'un véritable corps étranger, et déterminer autour d'eux un état congestif et subinflammatoire de la gencive. M. Delestre a vu plusieurs fois, dans ce cas, l'extraction de la dent amener l'hémorrhagie » (2).

Obs. IX. — Hémorrhagie chez un hémophile ayant pris naissance au pourtour d'une dent branlante. Extraction, hémorrhagie consécutive. Mort trois semaines après l'opération. (Mémoire de Moreau, obs. IV.)

Martin G..., l'homme le plus âgé de Tenna, 62 ans, vigoureux et d'une haute stature, fit appeler le Dr Viélé, en décembre 1844, pour une hémorrhagie des gencives qui se produisait au *pourtour d'une incisive branlante.* On arracha la dent et on arrêta facilement le sang,

(1) Duval. Accidents de l'extraction des dents, 1802, p. 61.
(2) *Loc. cit.*, p. 54.

qui reparut deux jours plus tard. Quand Viélé fut rappelé, l'hémorrhagie durait depuis quatre semaines, et l'on aurait peine à croire à la quantité de sang perdu pendant ce temps, car les hémophiles supportent, d'après lui, des pertes de sang considérables sans en souffrir notablement. Le pouls du malade était encore bien développé. L'état de ses forces était satisfaisant, seulement il paraissait très-affecté. Viélé comprima la carotide, ce qui fit, il est vrai, cesser momentanément l'hémorrhagie, mais en donnant lieu bientôt à des syncopes et à des convulsions. Les mêmes conséquences suivirent l'application de la pompe-ventouse aux jambes. L'emploi local de l'acide sulfurique, de la créosote, ainsi que la cautérisation avec la pierre infernale, n'eurent aucun effet.

Le tamponnement avec du coton saupoudré d'une poudre astringente, et la compression produisirent encore momentanément l'effet le plus utile. Quand le malade mangeait, l'hémorrhagie reparaissait, mais on l'arrêtait aussitôt par le tamponnement.

Quoi qu'il en soit, il mourut seize jours plus tard exsangue, sans que l'on ait eu recours à d'autres moyens (1).

j. *Fracture alvéolaire : lésion d'un vaisseau, présence d'esquilles ou de portions de gencive dans l'alvéole.* — Tous les auteurs regardent la fracture de l'alvéole comme pouvant causer une hémorrhagie rebelle, que cette fracture soit le résultat de la maladresse du dentiste, qu'elle soit la conséquence de l'adhérence de la dent aux parois de l'alvéole.

A. Paré l'a « veu souventes fois avec grande hémorrhagie, laquelle à grande difficulté on pouvait estancher » (2).

« La hauteur du fragment est quelquefois assez considérable pour comprendre le canal dentaire. On a vu en pareil cas la compression et la déchirure du nerf dentaire, et même la blessure de l'artère du même nom » (3).

(1) Grandidier, 1855. *Loc. cit.*, p. 24.
(2) A. Paré, édit. Malgaigne, t. I, p. 232.
(3) Follin et Duplay. Pathologie externe, t. IV, p. 70.

Dans ces cas de fracture, la présence d'une esquille ou de portions de gencive dans l'alvéole peuvent maintenir les vaisseaux béants et entretenir l'hémorrhagie.

Léonard Koecker (1) fait dépendre le danger de ces pertes de sang de la façon dont l'opération a été accomplie, ainsi que des manœuvres consécutives.

Obs. X. — Hémorrhagie consécutive à l'extraction des racines d'une molaire inférieure. Tamponnement par la cire molle. Guérison. (In Mém. de Moreau, obs. XI.)

Un jeune homme se fit arracher les racines d'une dent molaire à la mâchoire inférieure. Cette opération fut suivie d'hémorrhagie; le sang coula, par intervalles, toute la journée. Le malade ne fut point secouru et il se trouva, vers la fin du jour, si affaibli, qu'il alarma ceux chez qui il demeurait. Je fus appelé et l'on m'apprit les circonstances que je viens d'exposer. Je râpai du linge, je fis plusieurs tampons de charpie que j'imbibai d'eau de Rabel; j'en remplis l'alvéole, je le comprimai avec un morceau de linge taillé mince; je le couvris de compresses. La dent supérieure, se trouvant de niveau à l'appareil, aidait puissamment la compression. Je pris la précaution de fixer la mâchoire avec la fronde à quatre chefs.

Toutes ces attentions furent inutiles : le sang se fit jour. J'appliquai un autre appareil qui n'eut pas meilleur succès; alors je débarrassai l'alvéole et je tâchai de reconnaître si quelque éclat d'os renversé sur l'ouverture du vaisseau n'empêchait pas la compression.

Il y avait quelque chose d'équivalent : *c'étaient des portions de gencive, incrustées d'une espèce de tartre, formant au fond de l'alvéole une petite voûte qui opposait assez de résistance* pour empêcher la compression immédiate du vaisseau et favoriser la sortie du sang. Cette conjoncture me fit imaginer que la cire molle serait l'unique moyen propre à remplir mes intentions; j'avais de la bougie connue sous le nom de bougie citronnée; je ramollis ce qu'il en fallait pour former un bouchon, je le poussai avec force dans l'alvéole afin que la cire s'insinuât dans les plus petits espaces; mon objet fut rempli, toutes les issues furent bouchées, le sang ne sortit plus.

(1) Koecker. Princip. of dental Surgery London, 1826, p. 368 et suivantes.

Le malade, extrêmement affaibli par celui qu'il avait perdu, était menacé d'une mort prochaine ; il se rétablit, peu à peu, par un bon régime et le repos (1).

Obs. XI. — Extraction d'une dent à racines divergentes, ayant entraîné le processus alvéolaire fracturé. Hémorrhagie excessive. Guérison par la compression au moyen d'une gouttière en plomb. (Mém. de Moreau, obs. VII.)

Anel, en 1692, fut mandé auprès d'un banquier de Gênes qui avait une violente hémorrhagie, consécutive à l'extraction d'une dent molaire supérieure. Les racines, très-divergentes, adhéraient à l'alvéole; de sorte que la dent avait entraîné le processus alvéolaire et un lambeau de gencive. Anel employa sans succès les astringents, les styptiques, le bouton de vitriol, le cautère actuel, ainsi que le tamponnement avec des bourdonnets et des compresses graduées, maintenues par le rapprochement des mâchoires. L'écoulement du sang ayant beaucoup augmenté depuis dix heures du matin jusqu'à sept heures du soir, Anel pensa que, par suite de la perte de substance, la compression se faisait insuffisamment au moyen des dents de la mâchoire inférieure; il eut alors l'idée d'aplatir une balle de mousquet et en fit une plaque de plomb, ovale, très-résistante, et assez étendue pour comprimer et embrasser tout l'appareil. Il appliqua cette plaque sur un nouveau pansement en recourbant les bouts sur les côtés, et fit serrer les mâchoires qu'il maintint par un bandage en fronde. L'hémorrhagie fut arrêtée et ne reparut plus (2).

k. *Lavages exagérés, succion.* — Absolument sans effet chez les personnes saines, ces causes interviennent pour rappeler l'hémorrhagie en détruisant le caillot, de faible résistance d'ailleurs, chez les personnes offrant des prédispositions à l'hémorrhagie. Leur valeur est réelle dans ce cas. En voici un exemple :

Lorsque j'ai fait arracher une dent molaire en 1873, la perte de sang, insignifiante du reste, n'a pas duré une demi-heure. J'étais dans la rue quand je me suis décidé

(1) Belloc. Mémoire de l'Académie royale de chirurgie, 1757, in-4º, t III, p. 600.

(2) Fauchard. Le chirurgien dentiste, 1786, t. I, p. 304.

à la faire arracher et après l'opération j'ai rejoint mes camarades avec lesquels j'ai continué ma promenade et j'ai fumé. Dans le cas actuel, je suis rentré chez moi après l'opération, je n'ai pas fumé, mais j'ai fait des mouvements de succion sur un doigt qui avait été piqué par une épingle avec laquelle je fouillais la carie de la dent enlevée.

La succion n'a rien produit dans le premier cas. Elle a été une cause de la persistance de l'hémorrhagie dans le second.

Duval (1) attribue la persistance de l'hémorrhagie à la négligence des moyens propres à l'arrêter.

1. *Anévrysme de l'artère dentaire inférieure.*—M. Delestre appelle l'attention sur cette cause exceptionnelle de la perte de sang. Il rapporte deux observations qui sont uniques dans la science. Il possède dans sa collection la pièce anatomique se rapportant à l'un de ces cas. Cette pièce a été présentée à la Société de chirurgie à la séance du 27 avril 1856, par M. Larrey, au nom de M. Rutz, qui l'avait recueillie.

Obs. XII. — Anévrysme de l'artère dentaire inférieure.

Le malade dont il s'agit était âgé de 32 ans; il crachait du sang depuis quelque temps, et la source de cette hémorrhagie avait été méconnue par le médecin qu'il avait d'abord consulté, Lorsque je le vis, je constatai une tumeur fongueuse, arrondie, de trois ou quatre lignes de diamètre, siégeant sur le bord externe de la mâchoire; elle semblait formée aux dépens des gencives. Elle saignait sans cesse, principalement lorsqu'on la touchait; elle présentait des pulsations, isochrones aux battements du cœur et de l'artère radiale; placée im-

______

(1) Duval. Accidents de l'extraction des dents, 1802. p. 47 et suiv, (cité par Moreau.)

médiatement sur les deux incisives et la caninè du côté droit, qui étaient écartées de leurs alvéoles et vacillantes et suivaient dans leurs mouvements ceux de la tumeur. Je diagnostiquai une épulis, et résolus d'en faire la ligature. Deux heures après avoir pratiqué cette opération, je fus appelé près du malade, effrayé par un jet de sang assez fort s'échappant au-dessous de la ligature. Après avoir tenté plusieurs remèdes pour arrêter l'hémorrhagie, je ne réussis qu'après l'emploi d'un cautère chauffé à blanc, après avoir ôté les dents vacillantes pour cautériser plus profondément.

Le malade se trouvait dans un état d'épuisement très-marqué. Huit jours après la chute de l'eschare, l'hémorrhagie reparut, et fut arrêtée comme la première fois. Enfin, une troisième hémorrhagie, combattue encore cette fois avec succès par la cautérisation, me fit penser qu'il y avait chez ce malade une prédisposition particulière aux pertes de sang. En conséquence, je prescrivis l'usage des hémostatiques. Quelque temps après, ce malade, chez lequel l'épuisemen avait encore augmenté, mourut de choléra.

Comme dans le cas de M. Rufz, l'autopsie fit voir une excavation osseuse remplie de sang, formee par le canal dentaire dilaté dans toute la longueur de la branche horizontale de la mâchoire jusqu'à la branche ascendante de cet os. Les parois intermédiaires des alvéoles que j'avais ôtées n'existaient plus, tout le rebord alvéolaire du côté droit semblait aminci, et les dents de ce côté plus élevées et moins solides que du côté gauche (1).

m. *Age, sexe.* — D'après M. Delestre, ces hémorrhagies, plus fréquentes chez les femmes que chez les hommes, sont rares chez les enfants.

M. Moreau (2) croit que c'est le contraire qui est vrai. « Sur 512 hémophiles, M. Grandidier (3) a trouvé l'énorme proportion de 471 hommes et 41 femmes seulement. Du reste la grande majorité des observations connues d'hémorrhagies mortelles ou non, consécutives à l'extraction des dents, sont prises sur des sujets du sexe masculin »

(1) Bulletin de la Société de chirurgie, 1856, t. VII, p. 190.

(2) *Loc. cit.*, p. 15.

(3) *Loc. cit.*, 1863, p. 232.

Ces hémorrhagies sont relativement rares chez les enfants.

— *A quelle époque se fait l'hémorrhagie.*

M. Delestre rapporte deux observations d'hémorrhagie s'étant montrée plusieurs jours après l'extraction, trois jours dans un cas, cinq dans l'autre.

Dans l'observation suivante du mémoire de M. Moreau, la perte de sang apparaît le neuvième jour après l'opération.

Obs. XIII. — Hémorrhagie neuf jours après l'extraction d'une dent. Guérison. (Mémoire de Moreau, obs. X.)

En 1748, Bourdet fit à un fripier l'extraction d'une première petite molaire supérieure, cassée et très-douloureuse. L'opération fut simple, et l'écoulement se tarit rapidement. Tout se passa bien pendant huit jours ; mais, le neuvième, le sang reparut et coulait abondamment, lorsqu'il revint trouver Bourdet. Celui-ci enleva le caillot de sang qui remplissait l'alvéole, et le remplaça par de la charpie roulée dans du vitriol en poudre. Puis, ayant mis compresses sur compresses, il comprima le tout en faisant serrer les mâchoires. Une heure après, il ôta les compresses pour ne laisser que le tampon de charpie. L'hémorrhagie cessa pour ne plus revenir (1).

Il est curieux de remarquer la cause de la perte de sang dans l'observation qui suit.

L'hémorrhagie se montre le cinquième jour à la suite d'une orgie.

Obs. XIV. — Hémorrhagie survenue le cinquième jour après l'extraction d'une dent. (Delestre, *loc. cit.*, p. 61.)

En 1779, un étalier boucher se fit ôter une première grosse molaire de la mâchoire inférieure du côté droit. La dent fut ôtée de façon à ne pouvoir imputer aucun tort à l'opérateur. Le sang s'arrêta dans le courant de la même journée ; mais, le cinquième jour après cette opération, cet homme déjeûna avec plusieurs de ses camarades, et il

(1) Bourdet. Recherches et observations, t. II, p. 166 et suiv.

se prit de vin. Sur le midi, il commença à saigner de sa gencive, et se gargarisa avec de l'eau-de-vie. L'hémorrhagie augmenta. A quatre heures après midi, on l'amena chez moi, baignant dans son sang. La dent était ôtée bien complètement, point de déchirement aux gencives ni de fracture aux alvéoles. J'employai les moyens décrits ci-devant : l'hémorrhagie s'arrêta, et, crainte de récidive, je lui laissai tout l'appareil pendant huit jours (1).

CHAPITRE II.

DEUX NOUVELLES OBSERVATIONS.

Voici deux nouvelles observations d'hémorrhagie rebelle consécutive à l'avulsion d'une dent.

L'observation (*a*) est extraite de *The Lancet*. Elle a trait à un cas observé à Saint-Thomas Hospital par M. Wagstaffe. Mon ami, le Dr C. Soulages, a bien voulu en faire la traduction.

L'observation (*b*) m'est personnelle. C'est la relation d'une hémorrhagie dont j'ai été victime en avril dernier. Je l'ai soumise au contrôle de M. Duret, interne des hôpitaux, qui m'a soigné avec une sollicitude pour laquelle je suis heureux de lui témoigner ici ma profonde reconnaissance.

A quelle cause faut-il rapporter la gravité de ces hémorrhagies ?

a. OBS. XV. — Hémorrhagie consécutive à l'extraction d'une dent (par Wagstaffe). Guérison.

Nous devons les renseignements sur ce cas à l'obligeance de M. H.-P. Patter, chirurgien de l'établissement.

Un homme, T. W..., âgé de 33 ans, fut admis dans le quartier Léopold, mardi 10 août, pour une hémorrhagie ayant son siége au

(1) Jourdain. Maladies de la bouche, t. II, p. 605.

niveau d'une dent enlevée le jeudi précédent. Il raconta qu'il saignait toujours très-facilement pour les moindres causes, et déclara
que, douze ans avant environ, il avait subi une extraction de dent
après laquelle il avait saigné pendant huit jours.

L'hémorrhagie avait été arrêtée avec le cautère actuel.

La dent enlevée le 6 août était une grosse molaire du côté gauche.
Comme le saignement était abondant, le patient avait suivi un traitement médical au dehors de l'hôpital pendant quatre jours.

Le 10 août, l'hémorrhagie continuant et les moyens ordinaires
pour l'arrêter n'ayant pas réussi, le patient fut admis. Il n'était pas
très-affecté par la perte de sang, et semblait en bonne santé. On en
leva les caillots de la bouche, et la surface saignante fut découverte.
Elle apparut occupant l'ensemble de la cavité de la dent et la gencive
environnante. On employa des tampons de charpie, trempés dans
une solution concentrée de perchlorure de fer, et les dents furent
solidement pressées les unes contre les autres avec un bandage sous
la mâchoire.

Ceci arrêta l'hémorrhagie pendant plusieurs heures ; mais, vu sa
réapparition, le perchlorure de fer solide fut employé et avec plus de
succès.

Ce dernier, cependant, amena beaucoup d'irritation et du gonflement de la face.

13 août. Beaucoup de faiblesse ; perte d'environ une demi-pinte de
sang pendant cette journée. Le patient prend une bonne quantité de
lait.

14. Saignement très-abondant, pas de bon résultat par la com-
presse graduée et le perchlorure de fer solide. Comme cet homme devenait très-faible, l'application du fer chaud fut décidée. Ce que l'on
fit sous l'influence de l'éther.

15. L'hémorrhagie cessa pendant vingt heures, mais à la fin de ce
temps elle réapparut.

17. Le cautère actuel fut employé et arrêta le saignement pendant
dix-huit heures.

18. Le saignement étant abondant (at. 2 A. M.) la cavité fut
fortement tamponnée avec du coton cardé, saturé dans une solution
de fer ; injection sous-cutanée d'un grain d'ergotine chaque jour.

20. Pas d'amélioration chez le patient ; on peut voir le sang
jaillir de la cavité de la dent ; la face est très-gonflée ; par moments
des attaques de délire.

21. La cavité est obstruée avec de la gutta-percha et ensuite

avec du plâtre de Paris ; aucun de ces procédés ne parvient à arrêter le sang.

23. Le malade a perdu environ une pinte de sang journellement depuis les trois derniers jours. Il devient très-épuisé et très-pâle ; il entend des bruits dans ses oreilles et voit des objets brillants devant ses yeux. 10 grains d'acide gallique sont donnés, à l'intérieur, toutes les deux heures, et puis une injection sous-cutanée de morphine à midi et à minuit.

24. Moins de saignement ce jour-là ; prise d'une bonne dose de nourriture.

25. Saignement d'environ 5 onces dans la matinée ; tamponnement avec du coton cardé, et une forte solution de perchlorure de fer.

27. Pas de saignement pendant quatorze heures ; le patient se sent un peu plus fort, mais il a un aspect très-anémique et malingre.

1er septembre. Commencement de l'alimentation solide.

2. Lever pour la première fois sans indisposition.

5. Sortie de l'hôpital.

Remarques. — Les cas d'hémorrhagie prolongée après l'extraction des dents sont assez rares pour être intéressants, et lorsque le saignement continue, comme cela est arrivé ici, pendant une si longue période (quinze jours) malgré l'emploi de moyens très-actifs, le cas devient alors alarmant et pour le patient et pour le chirurgien. Il est digne de remarque que, dans le présent exemple, le sang parut normal quant à sa forme de coagulation. Ce qui, par conséquent, diffère de plusieurs cas rapportés d'hémorrhagie diathésique dans lesquels la faiblesse et la non-coagulabilité du sang provenaient d'une altération dans ses caractères physiques et chimiques. Ici, il se coagulait solidement et rapidement. Pendant tout le temps, dans ce cas, le pouls et la température ont conservé leur état normal. La soif était un symptôme marquant.

On a trouvé que le cautère actuel arrêtait l'hémorrhagie pendant un certain nombre d'heures; mais, en raison de la destruction des tissus incinérés, les résultats de son usage sont inférieurs à ceux d'un solide tamponnement avec une forte solution de perchlorure de fer (*The Lancet*, London, Saturday, October 9, 1875, pag. 527, 528).

Ici, l'hémorrhagie était entretenue par l'hémophilie.

Le malade saignait pour les moindres causes : douze ans auparavant, après l'extraction d'une dent, l'hémorrhagie avait duré huit jours. L'hémorrhagie actuelle a duré quinze jours.

Le cautère actuel a été appliqué deux fois : la première application arrête l'écoulement pendant vingt heures; la seconde application l'arrête pendant dix-huit heures.

Le peu de durée des effets du cautère actuel et son insuccès final, seraient une preuve de plus, je crois, pour faire penser que le malade était hémophile.

La minceur des parois artérielles, chez ces derniers, prmettrait d'admettre que, sous l'influence de la tension, le vaisseau se rompt à la limite d'action du cautère.

La tension du sang serait si bien le principal obstacle à vaincre, chez les hémophiles, pour arrêter une perte de sang, que généralement chez eux l'hémorrhagie ne s'arrête que lorsqu'ils deviennent exsangues.

La compression ou un autre moyen arrêtent alors l'hémorrhagie lorsqu'ils peuvent réussir. Jusque-là, l'écoulement tari d'un côté, se montre promptement do l'autre (1).

-----

(1) Observation II.

Mon observation.

b. Obs. XVI. — Hémorrhagie consécutive à l'extraction de la troisième grosse molaire supérieure gauche. Application du cautère actuel. Hémorrhagie secondaire huit jours après à la chute de l'eschare. Tamponnement, compression. Sulfate de quinine. Guérison.

Hérédité. — Pas d'accidents hémorrhagiques dans la famille, pas de tendance aux épistaxis ; disposition aux attaques de rhumatisme.

Antécédents. — Dans la première enfance, deux blessures à la tête. Pas d'hémorrhagie à signaler. Pas d'épistaxis à cette époque.

A 10 ans, fièvre typhoïde grave, durée très-longue, convalercence difficile. A 13 ans, au Lycée, épistaxis nombreuses, quelques-unes lentes à s'arrêter. Elles cèdent aux seuls moyens vulgaires.

Dans cette période, extraction de la première grosse molaire inférieure gauche : blessures aux mains avec des couteaux : hémorrhagie sans gravité. Pas d'autre épistaxis après la sortie du collége.

En novembre 1866, adénite sous-maxillaire, à droite, avec périostite du bord alvéolaire.

Le 6 novembre, application de 10 sangsues sur l'engorgement ganglionnaire. Ecoulement de sang très-abondant : papier brûlé sur les piqûres, compression. L'hémorrhagie s'arrête.

Le 8. Application de 10 autres sangsues sur le bord alvéolaire. Perte de sang abondante, faiblesse extrême. Frictions avec l'onguent mercuriel. Compression énergique à l'aide du chevestre.

Le 10. La compression est levée, une piqûre saigne encore. Compression. Purgatif salin.

Le 12. La compression est levée : l'hémorrhagie est arrêtée.

En janvier 1873, extraction de la première grosse molaire inférieure droite, cariée, douloureuse, non vacillante, hémorrhagie insignifiante.

Le 3 avril 1876, extraction de la troisième grosse molaire supérieure gauche, fortement cariée, gênante, non vacillante. L'opération est pratiquée avec le pied de biche. Le dentiste pousse en dehors et en bas. Une grande force est employée. La douleur n'est pas excessive.

La paroi postérieure de l'alvéole reste adhérente à la dent. La paroi externe tombe dans la cuvette. C'est un fragment triangulaire de 0,01 centimètre environ sur son plus grand côté. Avec le doigt on peut sentir à nu la racine de la molaire précédente. Celle-ci reste solide ; elle est saine.

Je rentre dans ma chambre; l'hémorrhagie paraît s'arrêter. En sondant la carie de la dent, piqûre au doigt; succion; je vais à la Faculté; sensation pénible de lourdeur à la tête, élancements du côté de la plaie; l'hémorrhagie reparaît; je reviens à ma chambre.

Les moyens vulgaires sont tour à tour employés; lavages d'eau vinaigrée, glace à l'intérieur et sur la blessure, bourrelets de charpie chargés de poudre d'arnica, de poudre d'alun; bourdonnets de charpie imbibés de perchlorure de fer, solution étendue, l'hémorrhagie continue. Compression alternativement avec l'index de la main droite et de la main gauche. Ce moyen réussit, mais il est très-fatigant et ne peut être continué. Un de mes camarades substitue ses doigts aux miens, la charpie se déplace et l'hémorrhagie reparaît.

Compression à l'aide des mâchoires maintenues fermées, et appuyant sur des bourdonnets de charpie. Même insuccès plus rapide.

Il est neuf heures du soir. L'hémorrhagie dure depuis midi.

M. Duret, interne des hôpitaux, est appelé.

Il débarrasse la plaie et constate que l'hémorrhagie se fait au fond de l'alvéole, et sur le bord externe de la plaie.

Tamponnement avec des rondelles d'amadou, imbibées dans une solution étendue de perchlorure de fer; pas de succès; compression avec un bourdonnet de charpie sèche, chargé sur des pinces à pansement, et porté au fond de l'alvéole. L'hémorrhagie est arrêtée ainsi pendant une heure environ, puis elle reparaît.

Nouvelle tentative avec des rondelles d'amadou, légèrement imbibées de perchlorure de fer; pas de résultat.

Cautérisation au fer rouge avec une sonde cannelée, recourbée à sa pointe; à la troisième tentative, l'hémorrhagie s'arrête; il est une heure.

Un peu après deux heures, l'hémorrhagie reparaît. Nouvelles cautérisations au fer rouge. A la quatrième tentative, l'hémorrhagie s'arrête. La plaie est recouverte d'un bourrelet de charpie. Défense de parler, d'ouvrir la bouche, de boire chaud.

Vin de Bordeaux, rafraîchi avec de la glace. T. ax. 38°.—Sommeil.

Mardi 4. — Faiblesse, figure bouffie. — Bouillons froids. — Deux œufs à la coque. Vin de Bordeaux. — Vin de quinquina. — Limonade.

Mercredi 5. — Le bourrelet de charpie tombe, pas d'hémorrhagie. — Nourriture plus substantielle.

Jeudi 6. — Recommandation d'aller au grand air.

Tous les soirs, la plaie est le siége d'élancements. Le sommeil, la nuit, est troublé de temps en temps par le besoin de cracher. Les crachats sont chargés de sang noir.

Engorgement des ganglions sous-maxillaires, faiblesse très-marquée, appétit à peu près nul. La plaie suppure.

Lundi, 8 avril. —, Course en omnibus, le soir.

Avant d'aller au lit, en rinçant la bouche avec de l'eau de Botot chute d'une petite eschare. Élancements plus sensibles. — Vers deux heures du matin, réveil, hémorrhagie. Lavages avec de l'eau acidulée avec du jus de citron. L'écoulement s'arrête; sommeil. Vers six heures, hémorrhagie.

Tamponnement, compression avec un segment de bouchon, de 3 centimètres de hauteur environ, porté entre les mâchoires qui sont maintenues, rapprochées à l'aide de tours de bande sur la tête.

L'hémorrhagie s'arrête. La bouche reste entr'ouverte. Douleurs vives à l'articulation temporo-maxillaire. — Injection de la face. — Potion au chloral.

Sentiment de sécheresse à l'arrière-gorge, mouvements de déglutition, efforts pour cracher. Le bouchon se déplace; l'hémorrhagie reparaît.

M. Verneuil consulté, sachant que je suis d'un pays à miasmes palustres, recommande d'administrer dans un lavement 50 centigrammes de sulfate de quinine, et de continuer le lendemain à en prendre 1 gramme en deux fois.

M. Duret constate que l'hémorrhagie se fait par une artère péri-alvéolaire, située entre la joue et la mâchoire.

Tamponnement. — Compression à l'aide d'un morceau de liége, reposant à cheval sur l'arcade dentaire inférieure; appuyant en haut sur la partie correspondante à l'ouverture alvéolaire de la dent arrachée et embrassant, par un prolongement externe, la paroi péri-alvéolaire de ce côté. Cet appareil, ainsi disposé, est assujetti entre les mâchoires rapprochées par des tours de bande. — La bouche reste légèrement entr'ouverte; la compression ne gêne pas. — T. ax. : 38. Repos au lit, défense de parler.

Lavement avec sulfate de quinine, 50 centigrammes, suivant la prescription de M. Verneuil.

Le lavement n'est pas conservé.

Autre dose de 50 centigrammes dans du pain azyme.

Le soir même, dose de 50 centigrammes. — Bouillon froid. Vin de Bordeaux.

Du 9 au 10, nuit très-agitée. Douleurs vives, provoquées par les arêtes du petit appareil qui portent sur la gencive au point où elle adhère à la troisième molaire inférieure.

Mercredi 10. — La compression est levée. — Sulfate de quinine : 1 gramme en deux fois. — Bouillon. — Bordeaux. — Œufs à la coque.

Jeudi 11. — Bordeaux, nourriture plus substantielle. — Aller à la campagne, prendre du vin de quinquina, sulfate de quinine : 1 gramme.

La charpie enlevée à chaque pansement est à peine imbibée de pus ; jamais elle n'est teintée de sang. Il n'y a plus d'élancement sur la plaie. L'appétit et les forces reviennent promptement.

Le 21, la plaie est entièrement fermée.

Qu'elle a été ici la cause de la gravité de l'hémorrhagie ?

En présence des épistaxis nombreuses et persistantes de l'enfance et de la perte de sang abondante qui a suivi l'application de sangsues, perte de sang qui nécessite la compression et qui se reproduit deux jours après quand on lève la compression, on est naturellement tout d'abord porté à voir ici un nouveau cas d'hémophilie.

Il me faudrait discuter les causes de l'hémophilie ; mais cette discussion m'entraînerait loin des bornes auxquelles je suis contraint de me limiter.

Sans exclure absolument une certaine aptitude à la perte de sang, je voudrais essayer de démontrer qu'il n'y a pas diathèse hémorrhagique, qu'il n'y a pas hémophilie (1) et que ces écoulements sanguins peuvent s'expliquer autrement que par l'hémophilie.

Les épistaxis ne se montrent qu'à l'âge dé 13 ans. Jusque-là, des chutes sur la tête, des blessures aux doigts, des contusions de toute sorte qui surviennent à

(1) Voir Etiologie et note.

un enfant turbulent et habitant la campagne, ne sont jamais suivies d'hémorrhagies ni d'ecchymoses qui attirent l'attention. Les épistaxis se montrent pour la première fois à Bastia et ne reparaissent pas depuis le départ de cette ville.

On ne peut les rattacher au seul séjour de cette ville. Faut-il les rattacher au séjour du collége?

Chacun a été témoin au collége d'épistaxis fréquentes et même persistantes.

La cause prochaine de ces épistaxis aurait été celle des épistaxis en général chez un jeune homme à susceptibilité nerveuse très-marquée, se traduisant aux moindres émotions par une rougeur de la face, des bouffées de chaleur, une perception des battements artériels, une accélération des battements du cœur.

Du reste, il n'est pas inutile de noter que ces épistaxis n'ont jamais nécessité l'emploi de moyens énergiques, tamponnement, etc. L'application d'un corps froid sur la rachis a été le moyen le plus énergique employé pour les combattre efficacement.

D'un autre côté, à la même époque, des blessures aux doigts, des contusions, ne produisent rien qui sorte de l'ordinaire en pareille circonstance. Mais il y a plus, l'hémorrhagie consécutive à l'extraction des dents a été considérée par M. Vickam-Legg (1) comme la pierre de touche de l'hémophilie ; or, à cette même époque encore, l'avulsion d'une molaire ne produit pas d'autre hémorrhagie que celle qui accompagne une opération de ce genre chez un individu sain.

La perte de sang abondante qui suit à deux reprises

____

(1) Vickam-Lehg. *Loc. cit.*, 1863, p. 332.

l'application de sangsues et qui s'accompagne d'hémorrhagie secondaire, pourrait aussi, je crois, s'expliquer sans faire intervenir l'hémophilie.

Le 6, le sang coule en abondance par la piqûre des
sangsues et ne s'arrête qu'après l'emploi des moyens
mécaniques, mais la chose n'est pas rare.

L'écoulement abondant qui suit l'application de sangsues, le 8 novembre, écoulement qui nécessite une
compression énergique, et l'hémorrhagie secondaire
qui se déclare lorsqu'on lève la compression deux jours
après, aurait été difficile à expliquer par moi, si je n'en
trouvais le mécanisme indiqué dans la thèse de M. Bou-
chard sur la pathogénie des hémorrhagies (1).

« Ne se peut-il pas que la lutte incessante des mus-
cles vasculaires qui tendent à oblitérer les vaisseaux pendant la piqûre d'une sangsue et qui sont toujours vaincus
par l'augmentation relative de la tension du sang sous
l'influence de la succion de l'animal, soit suivie d'une
paralysie souvent très-prolongée. On expliquerait ainsi
pourquoi ces petites blessures qui, dans toute autre
condition, donneraient à peine quelques gouttes de
sang, sont habituellement la source d'une hémorrhagie
assez abondante qui se prolonge longtemps après que
la succion a cessé. Ne pourrait-on pas expliquer aussi
par cette cause la turgescence vasculaire qui se fait autour des piqûres et qui n'est peut-être pas un élément
indifférent dans la valeur thérapeutique de ce moyen ;
et enfin, ces hémorrhagies secondaires qui se produisent souvent, même le second et le troisième jour,
quand un accident arrache la croûte qui obturait la

(1) Thèse d'agrégation, 1869, p. 45 et suiv., en note.

Luigi.   3 petite plaie, comme si l'hémostase n'était due qu'à ce moyen mécanique et nullement au spasme ischémique des petits vaisseaux. »

Ici les mouvements de la mâchoire pendant la compression auraient détruit la croûte à mesure qu'elle se formait, et l'hémorrhagie se serait reproduite par le mécanisme indiqué plus haut.

L'hémorrhagie actuelle aurait aussi des causes autres que l'hémophilie. Il y avait chez moi, depuis cinq ou six mois, un état anémique assez marqué, se traduisant par la décoloration des téguments, de la face, des gencives ; de la faiblesse allant jusqu'à l'apathie ; des troubles gastriques, manque d'appétit, peu de goût pour les aliments, sentiment de plénitude après les repas ; des palpitations après une marche ou après avoir monté un escalier. Les bruits dans les vaisseaux n'ont pas été recherchés. Il n'y a pas d'affections viscérales : le foie, la rate ont leur volume normal; pas de sucre, pas d'albumine dans les urines; les poumons sont sains.

Le genre de vie est régulier, et il n'y a eu d'excès d'aucune sorte.

Cet état peut s'expliquer par un séjour prolongé à Paris, sans jouir de l'air de la campagne, par des préoccupations morales, par le souci des épreuves des examens, par des séances de plusieurs heures à la bibliothèque après les repas ; par l'uniformité de l'alimentation, quoique bonne ; toutes causes débilitantes agissant chez une personne dont la force de résistance n'est pas très-grande.

Après l'extraction, l'écoulement a paru un instant s'arrêter, mais les mouvements de succion après la piqûre au doigt, la marche pour aller à la Faculté, imprudences qui trouvent leur excuse dans l'insouciance où l'on est vis-à-vis d'une opération réputée si simple, détruisent le caillot et l'empêchent de se reformer.

De là, la réapparition de l'hémorrhagie qui se fait alors rebelle, favorisée par l'influence de l'état anémique sur l'organisme et sur le liquide sanguin ; favorisée aussi par l'imperfection des moyens employés pour la combattre.

L'application du cautère actuel l'arrête. On remarquera sans doute qu'il a été fait plusieurs applications successives, mais elles ont été nécessitées par la difficulté d'atteindre le point où se faisait l'écoulement.

Le chirurgien ne pouvait agir qu'à tâtons. Il avait fallu appuyer le tronc sur deux oreillers et renverser la tête fortement en arrière. Il s'agissait d'atteindre la cavité alvéolaire de la troisième molaire supérieure, et la perte de substance était en dehors.

Si l'anémie peut expliquer la persistance de l'écoulement après l'extraction, peut-elle expliquer l'hémorrhagie secondaire? Je crois que non. Mais je pourrais dire que les auteurs signalent comme fréquentes les hémorrhagies secondaires après l'application du cautère actuel ; que c'est même pour cette raison que d'aucuns le rejettent, et prétendre ainsi que chez moi la réapparition de l'hémorrhagie ne peut pas être rattachée à l'hémophilie.

Je pourrais aussi me contenter d'en donner l'interprétation consignée par M. Vulpian, dans ses leçons sur les vaso-moteurs :

« Les névralgies traumatiques peuvent donner lieu à des congestions et à des hémorrhagies secondaires, c'est là un fait intéressant et très-utile à connaître sur lequel M. Verneuil a appelé d'une façon toute spéciale l'attention des chirurgiens. Le sulfate de quinine, comme il l'a montré, est alors le meilleur remède à opposer à ces hémorrhagies » (1).

Mais les élancements vers la plaie surviennent le soir, et cette périodicité a besoin d'une explication : je crois donc qu'il y a eu une autre cause à cette hémorrhagie secondaire.

Dans la matinée du mardi 9, l'hémorrhagie secondaire, une première fois maîtrisée, venait de reparaître. Les amis qui m'entouraient étaient alarmés. M. Duret désirait ne pas supporter seul la responsabilité de la situation, qui devenait inquiétante.

C'était l'heure de la visite de M. Verneuil, dont je suis l'élève. Je manifeste le désir d'être transporté à la Pitié. M. Duret trouve que je ne puis pas quitter le lit.

Il est décidé qu'un ami ira faire part du cas à M. le professeur Verneuil et prendre son avis.

M. Verneuil, sachant que je suis d'un pays à miasmes palustres, soupçonne un réveil d'impaludisme, et ordonne d'administrer du sulfate de quinine, 0,50 centigrammes, dans un lavement pour obtenir une action plus prompte.

Je n'ai jamais eu de fièvres intermittentes. Mon dernier voyage en Corse, où j'ai été exposé aux miasmes palustres, date du mois d'avril 1874. L'intoxication, de cette source aurait eu par conséquent près de deux ans de date au mois d'avril dernier. Peut-on admettre une diathèse latente ayant pris germe à cette époque ?

____

(1) Vulpian. Leçons sur l'appareil vaso-moteur, t. II, p. 535.

M. Duboué (1), Trousseau (2), signalent que le germe de la fièvre palustre peut demeurer silencieux pendant des mois, des années.

Mais je n'ai pas besoin de soutenir cette thèse. Ici l'intoxication que M. Verneuil a pressentie, peut avoir eu une origine plus récente.

Sur le chemin que je parcourais tous les jours pour me rendre à la Faculté, se faisaient les démolitions et les fouilles pour le prolongement du boulevard Saint-Germain. Par curiosité et par goût, je me suis arrêté plus d'une fois à considérer ces travaux. Ne pourrait-il pas y avoir eu absorption du poison tellurique à cette occasion?

Les intoxications de telle source ne sont pas rares à Paris : elles sont signalées par Trousseau (3) et observées par les praticiens.

En voici un exemple remarquable, recueilli par M. le professeur Verneuil :

OBSERVATION XVII.

16 ans. Constitution lymphatique. Ostéosarcome de l'extrémité supérieure du tibia droit, ayant débuté vers le mois de septembre 1867. La tumeur, quoique peu développée, est le siége de douleurs extrêmement violentes qui privent le malade de sommeil, sont augmentées par le moindre attouchement ou le plus léger mouvement imprimé au membre et s'irradient jusqu'à l'extrémité des orteils. C'est depuis un mois environ que les souffrances ont acquis ce degré d'intensité.

L'amputation de la cuisse est pratiquée le 16 janvier. Méthode à deux lambeaux latéraux. On éprouve une certaine difficulté à lier l'artère satellite du sciatique qui occupe le centre du nerf. Malgré

(1) Duboué. De l'impaludisme. Paris, 1867.
(2) Trousseau. Clinique de l'Hôtel-Dieu, t. IV, p. 450.
(3) *Loc. cit.*, t. III, p. 450 et suiv.

les précautions prises pour le lier seul, et en raison même de ces précautions, le bout du cordon nerveux est quelque peu dilacéré et contus par les mors de la pince. Il est même probable que la ligature étreint quelques filets.

Réunion de la moitié antérieure des lambeaux à l'aide de quelques points de suture. La moitié opposée de la plaie reste ouverte et remplie mollement de charpie fine. Un gros drain placé d'avant en arrière à l'angle de réunion des lambeaux et dans le fond de la plaie assure l'écoulement des liquides de la profondeur de la plaie.

Compresses imbibées d'eau froide sur le moignon ; suites immédiates bonnes ; peu de fièvre ; réaction modérée ; cependant le suintement sanguin primitif est assez intense. Le moignon reste très-sensible, et, de temps à autre, surtout la nuit, il y a des soubresauts très-douloureux.

Plusieurs jours se passent ainsi. Point de symptômes généraux alarmants. Etat organique satisfaisant. Toutefois nous n'obtenons pas cette rémission des douleurs que nous avions promise. La malade accuse toujours des souffrances vives dans le genou et le pied, à ce point qu'il ne se doute nullement qu'on lui a amputé la cuisse. Il croit qu'on a seulement pratiqué des incisions dans la tumeur.) Les nuits sont particulièrement mauvaises.

Nous attribuons ces phénomènes à la blessure du nerf sciatique. On administre un purgatif pour réveiller l'appétit et quelques centigrammes d'extrait thébaïque pour rendre les nuits plus calmes.

La suppuration s'établit. On enlève au troisième jour la charpie qui remplissait la partie postérieure de la plaie, on la remplace par des bourdonnets imbibés de liqueur de Labarraque et d'alcool camphré étendu de 4 parties d'eau. Cette partie du pansement est extrêmement pénible. Malgré tout le soin qu'on y met elle arrache des cris à l'opéré.

Le huitième jour, la ligature de l'artère du nerf sciatique tombe. Neuvième jour au matin. Un caillot gros comme une noix sort avec la charpie. Dans le milieu de la nuit précédente, douleur très-violente avec spasmes et soubresauts du moignon. Elle dure quelques minutes seulement, mais laisse après elle un engourdissement et des fourmillements très-incommodes dans tout le membre.

Le dixième jour, les mêmes accidents se renouvellent, et les pièces du pansement sont encore imbibées d'une certaine quantité de sang noir. On trouve également un caillot dans le fond de la plaie.

Cependant, le moignon en général a fort bon aspect, il est peu gonflé. En avant la réunion est réalisée, sauf dans l'angle supérieur où passe le drain. Les lambeaux ne sont point rouges et on peut les toucher en avant sans provoquer de douleurs. — Nulle trace de phlegmon, d'érysipèle, ni de phlébite. Nous pensons toujours à une névrite du sciatique.

Dans la nuit du dixième au onzième jour, le malade s'endort sous l'influence de l'opium, mais il se réveille vers minuit et accuse un grand malaise. Il est inquiet, agité; il exige qu'on renouvelle à chaque instant les cataplasmes froids dont on entoure le moignon et dont la fraîcheur lui procure du soulagement.

A deux heures, les douleurs sont très-vives, on s'aperçoit alors que le sang coule par la partie postérieure de la plaie et même par l'extrémité antérieure du drain. Une garde très-intelligente qui passait les nuits, remplace les cataplasmes par des compresses imbibées d'eau froide, et contient, par la pression avec la main, les soubresauts du moignon.

L'hémorrhagie s'arrête au bout de quelques instants, et vers quatre heures le calme se rétablit.

Les parents, fort alarmés, viennent me chercher, mais la distance étant très-grande, je ne puis voir le malade qu'à cinq heures du matin. Je constate que la quantité de sang perdu égale environ 200 grammes. L'accès douloureux est passé, mais il y a de la lassitude, de la prostration et surtout une grande inquiétude. Le jeune malade, très-intelligent, est fort alarmé de la perte de sang.

Je le rassure, mais je me préoccupe à la fin du retour et de l'aggravation de l'hémorrhagie. Je réfléchis à cette persistance insolite des douleurs, à leurs recrudescences nocturnes, à la liaison qui existe entre les paroxysmes et l'apparition du sang, alors qu'on ne pouvait admettre ni infection purulente, ni inflammation considérable de la surface de la plaie. Evidemment le vaisseau qui donnait était de petit calibre puisque l'hémorrhagie était médiocre et s'arrêtait d'elle-même. Il était plus rationnel d'attribuer l'écoulement sanguin à une congestion passagère du moignon qu'à l'ulcération ou à l'ouverture d'un vaisseau important. Je cherchai donc dans l'état organique ou dans les circonstances ambiantes l'explication du phénomène.

Avant de pratiquer l'amputation, nous avions, M. Dechambre et moi, exploré très-soigneusement tous les viscères et n'avions découvert rien de suspect. Un nouvel examen resta tout aussi négatif.

Le cortège des symptômes actuels faisait naturellement songer à l'intermittence, et comme des hémorrhagies périodiques ont été déjà signalées après les opérations chirurgicales, comme symptômes d'intoxication paludique, je dirigeai mon attention de ce côté.

Le malade habitait, au haut du faubourg Saint-Jacques, une maison très-saine au milieu d'un jardin. Il était donc en apparence dans les conditions les plus favorables. Ses parents, jouissant d'ailleurs d'une honorable aisance, n'épargnaient rien ; mais si toutes les exigences de l'hygiène privée et du bien-être étaient satisfaites, il n'en était pas de même des conditions extérieures. En effet, on exécutait alors dans ce quartier, à 100 mètres à peine de l'habitation du malade, des travaux très-considérables : la construction d'une prison et le percement d'un boulevard. On venait tout récemment de démolir un grand nombre de vieilles masures et de creuser d'énormes tranchées. Ce quartier était donc bouleversé de fond en comble, et, à chaque pas, on voyait, à nu et à ciel ouvert, ces foyers d'infiltration qui marquent la place des maisons détruites et des fondations entreprises.

La température du mois précédent avait été souvent tiède et humide. Depuis le commencement de janvier (nous étions au 26), mon odorat avait été fâcheusement impressionné en traversant les décombres du quartier pour parvenir jusqu'à mon malade. En questionnant les parents, j'appris que, dans le voisinage, plusieurs cas de fièvre intermittente s'étaient montrés. Dès lors le diagnostic me parut évident, et je reconstituai de la manière suivante les antécédents pathologiques :

1° Névralgie larvée, contractée en décembre, portant sur le nerf sciatique droit et coïncidant avec la tumeur osseuse ; celle-ci, sans doute, avait joué le rôle de cause prédisposante ; mais elle n'expliquait pas tout à fait les douleurs si violentes qui occupaient la totalité du membre, avec exaspérations nocturnes, car les ostéosarcomes, au début, sont d'ordinaire beaucoup plus indolents.

2° L'amputation était restée inefficace à conjurer la névralgie, alors qu'elle fait cesser de coutume les douleurs purement locales qui sont dues à une tumeur circonscrite.

3° La névrite traumatique du bout central du nerf, suite nécessaire de l'amputation, peut-être la contusion de ce bout avait entretenu la névralgie. La perte du sang, lors de l'opération, l'ébranlement inséparable d'une grande mutilation avaient agi dans le même sens.

4 L'hémorrhagie était purement congestive et se faisait par les petits vaisseaux ; elle était précédée de malaises et d'une douleur vive ; elle se montrait à heure fixe, entre deux et trois heures du matin. Aucune violence extérieure ne l'expliquait. Elle augmentait graduellement d'intensité et cessait d'elle-même. Je retrouvai là

tous les caractères des hémorrhagies périodiques paludéennes, dont on retrouve des exemples concluants dans les auteurs.

Enfin, j'avais encore, présente à l'esprit, une hémorrhagie nasale intermittente, observée dans mon service en 1866, chez un démolisseur; hémorrhagie n'ayant pas d'autre cause que le poison tellurique, et qui, après avoir résisté à la plupart des moyens ordinaires et des manœuvres chirurgicales, avait cédé, à première réquisition, à l'action seule du sulfate de quinine.

Dès lors, ma conviction était faite, j'ordonnai 50 centigrammes de sulfate de quinine à prendre dans le matinée; je crus prudent toutefois de laisser en permanence un aide instruit auprès de l'opéré, dans le cas où l'hémorrhagie se reproduirait. L'après-midi et la soirée se passèrent bien. Le malade s'endormit paisiblement à deux heures du matin, et ressentit quelques douleurs dans le moignon et un peu de malaise général. L'appareil examiné ne présenta rien d'anormal. A deux heures et demie, une douleur plus ou moins passagère se montra, et l'on constata bientôt sur les pièces de pansement quelques gouttes de sang. L'interne qui veillait ne crut pas nécessaire d'agir activement. L'écoulement ne continua pas, et bientôt le patient se rendormit. L'accès, quoique très-atténué et réduit à sa plus simple expression, s'était montré de manière à confirmer le diagnostic. Le sulfate de quinine fut continué pendant plusieurs jours sans interruption, et mit un terme définitif à cette complication qui m'avait singulièrement alarmé.

La cure marche naturellement, quoique lentement. A plusieurs reprises, les douleurs nocturnes se montrèrent de nouveau; elles furent combattues avec succès par le sulfate de quinine qu'on administra pendant trois ou quatre jours à la dose de 50 centigrammes.

La persistance avait, d'ailleurs, une cause matérielle. Il y avait une nécrose du bout du fémur, qui entretenait de l'inflammation et une grande sensibilité du bas du moignon.

Quand je supposai le séquestre mobile, j'en fis l'extraction à l'aide d'un petit débridement, et tout cessa.

La guérison s'acheva sans encombre, et ne s'est point démentie jusqu'à ce jour. Le moignon est magnifique et ne présente aucun point douloureux. Je ne veux ajouter qu'une seule réflexion.

Il était extrêmement important de porter le diagnostic de l'intermittence pour remédier au plus vite aux accès douloureux, à une agitation qui aurait engendré des complications sérieuses, et enfin à une perte de sang qui devenait menaçante. Si on avait méconnu la cause de l'hémorrhagie, on eût été conduit à traiter celle-ci par les moyens chirurgicaux, c'est-à-dire à rechercher le vaisseau ouvert, à tamponner, à cautériser la plaie ; ce qui aurait irrité celle-ci et accru sans doute les chances d'une congestion plus forte encore. Le succès de la première dose de sulfate de quinine me démontra, au contraire, que la cause de l'accident n'avait rien de local, et qu'il fallait s'abstenir de toute manœuvre chirurgicale proprement dite (1).

Dans l'observation suivante, on voit l'impaludisme se traduire par le seul élément douleur.

Observation XVIII.

Zinty, brigadier au 2e régiment d'artillerie, en Algérie, entre le 1er novembre 1864 à l'hôpital du Dey, pour une fracture de la jambe au quart inférieur.

Le 15. Le malade fut éveillé, vers onze heures du soir, par de vives douleurs dans le point fracturé. Ces douleurs étaient gravatives et contusives ; elles le tourmentaient beaucoup, mais elles ne duraient que sept à huit minutes, et ne coïncidaient avec aucun phénomène fébrile ordinaire.

Le 16, à la même heure, le même phénomène eut lieu absolument de la même manière.

Le 17 et le 18, même sensation reve nant à la même heure et de la même manière.

Le 19, au matin, 6 pilules de sulfate de quinine. Pas de douleurs le 19 et le 20.

Le 21, les douleurs reviennent, mais elles ont changé d'heure.

C'est maintenant, à trois heures du matin, qu'elles reviennent ; elles réveillent le malade, le font souffrir huit à dix minutes seulement, et disparaissent ; elles ont les mêmes caractères que les jours précédents.

Les 22, 23 et 24, les accidents sont tout à fait les mêmes que le 21. A la visite du 24, on fait prendre 6 pilules de sulfate de quinine, les accidents sont supprimés pendant deux jours.

Le 27, à trois heures du matin, les accidents reparaissent comme avant l'administration du sulfate de quinine. Dans la journée, on fait prendre de nouveau 6 pilules ; pas d'accès le 28 au matin. Dans la journée, 6 nouvelles pilules ; les douleurs ne se reproduisent plus jusqu'à la guérison de la fracture (2).

(1) O. P. Deriaud. Influence réciproque de l'impaludisme et du traumatisme. Thèse de Paris, 1868, obs. XIV, p. 39.

(2) O. P. Deriaud, *loc. cit.*, obs. IX, p. 27.

Je regrette de n'avoir pu me renseigner si des cas d'intoxication ont été signalés chez les habitants du quartier ou chez les ouvriers, mais j'étais pour ma part dans des conditions de santé exceptionnelles et favorables à l'absorption.

C'est donc, je crois, à l'impaludisme que tenaient ces élancements se montrant sur la plaie le soir.

« Il y a bien longtemps que Morton a dit de la *malaria* : « c'est un véritable protée, » mot saisissant et qui le dépeint à merveille» (1).

Le poison puisé sur les fouilles du boulevard serait resté latent et n'aurait éclaté qu'à la suite du traumamatisme de l'extraction et du cautère actuel, et des conditions débilitantes, consécutives à la perte de sang considérable.

Il y a longtemps que M. Verneuil insiste sur cette influence réciproque de l'impaludisme et du traumatisme. Cette thèse a été développée sous l'inspiration du maître par un de ses élèves, M. Dériaud (2), qui a fait un travail très-intéressant où il consigne de nombreuses observations qui démontrent la réalité de cette influence réciproque et des hémorrhagies secondaires provoquées par l'impaludisme.

L'impaludisme aurait été si bien ici la source de ces élancements, que nous les voyons disparaître après l'administration du sulfate de quinine en même temps que l'hémorrhagie s'arrêter, et que nous voyons aussi un mieux général s'établir promptement.

(1) De Giovanni. Des accidents pernicieux de la malaria. Thèse de Paris, 1875.

(2) Dériaud. Influence réciproque de l'impaludisme et du traumatisme. Thèse de Paris, 1868.

La compression bien faite aurait tari plus facilement la perte du sang et donné au sulfate de quinine le temps d'agir de son côté; ces deux traitements se complétant l'un l'autre.

Voici quel, aurait été l'enchaînement des causes de cette hémorrhagie, de sa persistance et de sa réapparition.

La prédisposition existe par l'anémie.

Les mouvements de succion détruisent le caillot obturateur, et l'écoulement, momentanément arrêté, reparaît.

L'hémorrhagie s'établit alors.

Elle est favorisée par l'anémie et ses conséquences sur l'organisme et le liquide sanguin, favorisée aussi par l'imperfection et le grand nombre des moyens employés pour la combattre, jusqu'à ce qu'intervienne le cautère actuel.

Le traumatisme et les conséquences débilitantes de la perte de sang, dans un organisme affaibli déjà, réveillent l'impaludisme latent qui se traduit par les élancements douloureux survenus tous les soirs sur la plaie.

Ces élancements et l'impaludisme qui en est la source provoquent ou favorisent l'hémorrhagie secondaire à la chute de l'eschare.

Le sulfate de quinine vient combattre victorieusement toutes ces causes.

CHAPITRE III.

TRAITEMENT.

En présence d'une hémorrhagie consécutive à l'extraction d'une dent, le praticien devra s'enquérir : des antécédents du patient, au point de vue de l'hémophilie ; de son état au moment de l'opération, au point de vue de l'anémie ou des diathèses capables d'entretenir ou de favoriser la perte de sang. Cette précaution pourra lui fournir des indications précieuses pour le traitement qu'il va instituer ; précieuses, par conséquent, pour sa réputation et pour la santé de son malade.

Le traitement devra être local et général.

Traitement général. — Le traitement général sera basé sur les indications spéciales à la cause qui entretient l'hémorrhagie, et je ne crois pas que ce soit ici le lieu d'énumérer ces indications. Mais je désire appeler l'attention sur l'heureux emploi du sulfate de quinine fait par M. Verneuil en cette circonstance.

On connaît les effets du sulfate de quinine contre les épistaxis, les métrorrhagies, etc., et nous avons vu plus loin M. Vulpian proclamer l'heureuse inspiration qui avait conduit M. Verneuil à traiter, par ce sel, les hémorrhagies secondaires consécutives aux névralgies traumatiques.

Je n'ai pas trouvé que le sulfate de quinine ait été employé jusque-là contre les hémorrhagies dentaires. A M. Verneuil revient encore l'honneur, je crois, d'avoir apporté cette ressource dans le traitement de ces hémorrhagies, contre lesquelles le sulfate de quinine sera toujours avantageusement prescrit. Sédation, tonification de l'appareil vaso-moteur, tel étant le résultat final de l'action de ce précieux médicament.

Le traitement général ne pourra en aucun cas, je crois, exclure le traitement local.

Traitement local. — Celui-ci devrait être, je crois, de beaucoup simplifié quant au nombre des moyens mis habituellement en usage.

Tout d'abord, et dans tous les cas, il faudra, suivant l'indication de M. Moreau, « débarrasser l'alvéole des corps étrangers, caillots, esquilles ou fragments de dents, et réduire doucement, avec les doigts, les portions de muqueuse ou d'alvéole qui ne seraient que déplacées » (1).

Après cette première intervention, je crois qu'il serait utile de ne pas procéder immédiatement à un tamponnement et à une compression que l'on fait toujours brusque et énergique, dans le but d'en finir court.

Je conseillerais d'appliquer des rondelles d'amadou, et mieux des bourdonnets de charpie fine ou de coton au besoin trempés dans une solution étendue de perchlorure de fer; d'exercer par-dessus une légère compression à l'aide d'un corps imperméable à la salive, tel que caoutchouc, liége surtout que l'on peut toujours se procurer facilement; de fixer les mâchoires à l'aide d'une mentonnière et d'attendre, en prescrivant le repos et le calme le plus absolus.

Si l'écoulement paraissait s'arrêter ou diminuer, on

(1) *Loc. cit.*, p. 21.

aiderait l'action de ce moyen mécanique par l'administration de 0,50 centigrammes de sulfate de quinine en lavement, après avoir préalablement débarrassé le rectum.

On pourrait peut-être voir ainsi cesser, pour ne plus reparaître, une hémorrhagie rebelle jusque-là.

Si l'écoulement se maintenait abondant et ne semblait pas pouvoir s'arrêter, on ferait un tamponnement de l'alvéole : on comblerait la perte de substance avec des bourdonnets de charpie fine ou de coton, légèrement tassés, dépassant les bords de la plaie et empiétant sur les parties saines. On appliquerait par-dessus un morceau de liége ou de caoutchouc disposé suivant les indications du cas qui se présenterait ; on ne perdra jamais de vue que le morceau de liége doit être disposé de façon à pouvoir rester exactement en place, à recouvrir la perte de substance et à s'appliquer sur les parties saines. Il faut aussi, autant que possible, qu'il ne blesse pas la gencive par ses arrêtes. Il ne devra pas être trop grand afin que la bouche ne soit pas trop ouverte, et le sera assez pour permettre l'alimentation.

Toutes ces indications étaient remplies par l'appareil qui a été appliqué par M. Duret dans mon hémorrhagie. Une mentonnière, ou le bandage en fronde, maintiendrait les mâchoires rapprochées.

La compression ne devra jamais être trop énergique. Elle n'aurait que l'inconvénient de congestionner la face, de tourmenter le patient qui pourrait quelquefois s'en débarrasser, et finalement de rappeler l'hémorrhagie. On donnerait ensuite du sulfate de quinine, un purgatif salin ; on n'oublierait pas de prescrire le repos le plus absolu, et on nourrirait le malade avec des bouillons, du lait, du bon vin ; le tout froid.

Je ne rappellerai pas ici tous les moyens qui ont été employés. M. Moreau (1) donne à ce sujet les indications les plus étendues. Il conseille un petit appareil de son invention, très-ingénieux, et pouvant, je crois, rendre d'utiles services. Je regrette de ne pouvoir le décrire ici.

M. Moreau combat l'application du cautère actuel comme ne donnant pas de résultats satisfaisants. Les effets consignés dans les observations que j'ai pu lire, et dans lesquelles ce moyen a été employé, justifient cette manière de voir.

Si l'on se croyait obligé à l'employer dans quelques cas, il devrait être associé au tamponnement et à une légère compression. Mais, il faudrait s'abstenir de l'employer chez les hémophiles, car nous voyons que ses effets sont chez eux de peu de durée, et qu'il échoue presque toujours.

(1) *Loc. cit.*, p. 21 et suiv.

CONCLUSIONS.

L'opération de l'extraction des dents doit être un fait
d'exception.

En présence d'hémorrhagie consécutive à l'extraction d'une dent, l'opérateur devra :

1° Examiner soigneusement le malade au point de
vue des causes de la perte de sang énumérées plus
haut, et conformer son traitement aux indications spéciales que ces causes comportent.

2° Chez les hémophiles, s'abstenir des cautérisations,
au fer rouge surtout, comme étant pour le moins inef-
ficaces ; combattre la tension artérielle.

3° Débarrasser toujours l'alvéole des caillots, esquilles, etc., qui peuvent l'obstruer. Rapprocher les
bords de la plaie ; exercer une légère compression avec
le doigt et attendre, en défendant au malade les mouvements de succion.

Si l'hémorrhagie reparaît :

4° Compter dans tous les cas, sauf ceux qui s'accom-
pagnent de lésions vasculaires, sur les heureux effets
du tamponnement et de la compression employés si-
multanément, faits avec méthode, et appropriés au cas
qu'il est appelé à combattre.

Luigi.   4

5° Compter aussi, dans tous les cas, comme traitement interne, sur les heureux effets du sulfate de quinine, se basant, pour le mode d'emploi, sur les pro-
priétés de ce sel et sur les exigences du moment.

6° Donner toujours, comme moyen adjuvant, des
lavements laxatifs ou d'eau froide, et de légers purga-
tifs salins.

Paris.—A. PARENT, imp. de la Faculté de méd., r. M.-le-Prince, 29-31.

9 782019 289935